INDICATEUR MÉDICAL

ET TOPOGRAPHIQUE

D'AIX-LES-BAINS

(SAVOIE)

Par le docteur baron DESPINE

médecin de l'établissement thermal d'Aix,
chevalier de l'ordre des SS. Maurice et Lazare,
membre correspondant de l'Académie des sciences de Turin,
de la Société d'hydrologie médicale de Paris, etc.

COMPRENANT

UN PRÉCIS TOPOGRAPHIQUE ET HISTORIQUE D'AIX,
SES SOURCES MINÉRALES,
LES MALADIES TRAITÉES, LES DIVERS MODES D'APPLICATION DES EAUX,
LES PRÉCAUTIONS NÉCESSAIRES AVANT, PENDANT ET APRÈS LA CURE;
LES PROMENADES, CURIOSITÉS, FRAIS DE SÉJOUR;
AVEC UN TABLEAU D'ANALYSES CHIMIQUES DES DIFFÉRENTES SOURCES.

Orné de gravures

NEUVIÈME ÉDITION

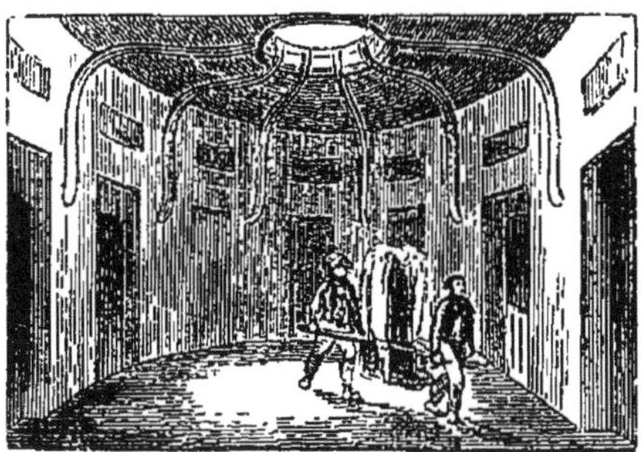

PARIS
LIBRAIRIE DE VICTOR MASSON
PLACE DE L'ÉCOLE-DE-MÉDECINE.

1859

INDICATEUR MÉDICAL

D'AIX-LES-BAINS

(SAVOIE)

Publications du même auteur.

Manuel de l'étranger aux eaux d'Aix, année 1834. Burdet, libraire (300 pages d'impression).

Manuel de l'étranger aux eaux d'Aix, 2e édit., revue et augmentée d'un précis statistique et historique sur la Savoie. Id., 1841.

Bulletin des eaux d'Aix, formant une suite de rapports sur les *Saisons thermales* (années 1835, 1836, 1837, 1838).

Relation d'un voyage médical et observations pratiques faites en France, en Angleterre, en Hollande et en Allemagne, en 1830-31-32 (*Repertorio medico-chirurgico del Piemonte*). Turin, 1833.

Rapport inséré dans les *Mémoires de l'Académie royale de Savoie*, au sujet de curieux fragments de sculpture découverts en 1851, lors de la restauration de l'hospice Haldiman, sous la direction du docteur Despine.

Notice sur les découvertes d'antiquités romaines faites à Aix en 1854, présentée à l'Académie des sciences de Turin.

L'été à Aix en Savoie, par Despine et Audiffred. In-8 de 311 pages, orné de charmants dessins de Raffort et Petit. Paris, Dauvin et Fontaine, libraires, 35, passage des Panoramas.

Mémoire lu à l'Académie impériale de médecine de Paris, au sujet d'appareils perfectionnés pour l'emploi des eaux thermales (*Gazette des hôpitaux de Paris*, 1855).

Mémoire sur l'incubation artificielle au moyen des eaux d'Aix, présenté à l'Académie des sciences de Paris (voyez le *Journal l'Institut*, n° du 16 juin 1852).

Paris: — Imprimerie de L. MARTINET, rue Mignon, 2.

INDICATEUR MÉDICAL

ET TOPOGRAPHIQUE

D'AIX-LES-BAINS

(SAVOIE)

Par le docteur baron DESPINE

médecin de l'établissement thermal d'Aix,
chevalier de l'ordre des SS. Maurice et Lazare,
membre correspondant de l'Académie des sciences de Turin,
de la Société d'hydrologie médicale de Paris, etc.

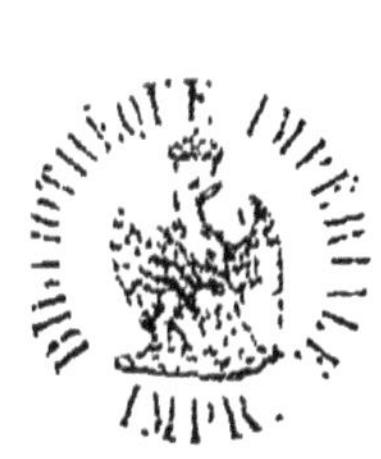

COMPRENANT

UN PRÉCIS TOPOGRAPHIQUE ET HISTORIQUE D'AIX,
SES SOURCES MINÉRALES,
LES MALADIES TRAITÉES, LES DIVERS MODES D'APPLICATION DES EAUX,
LES PRÉCAUTIONS NÉCESSAIRES AVANT, PENDANT ET APRÈS LA CURE;
LES PROMENADES, CURIOSITÉS, FRAIS DE SÉJOUR;
AVEC UN TABLEAU D'ANALYSES CHIMIQUES DES DIFFÉRENTES SOURCES.

PARIS

LIBRAIRIE DE VICTOR MASSON

PLACE DE L'ÉCOLE-DE-MÉDECINE.

1859

RENSEIGNEMENTS PRÉLIMINAIRES.

J'ai cru devoir consigner dans cette nouvelle édition les renseignements qui suivent, pour servir de guide aux baigneurs et aux touristes dans les premiers temps de leur séjour à Aix, dans le but de ménager des instants souvent précieux.

Emploi de la première journée.

1° Échange de passe-port contre une carte de séjour délivrée gratuitement au bureau de police (place Centrale).

2° Consultation chez le médecin.

3° Visite à l'établissement thermal (s'adresser au concierge).

4° Abonnement au Casino.

Deuxième journée.

Visite aux antiquités romaines et curiosités de la ville d'Aix.

1.

1° Arc de Campanus (place Campanus, derrière l'église).

2° Temple de Diane (jardin du presbytère).

3° Château d'Aix (ancien cercle; salle de spectacle bâtie dans l'intérieur du temple de Diane; escalier gothique).

4° Bains romains. Cadran solaire antique (pension Chabert).

5° Grottes thermales (fort curieuses). Elles sont de temps en temps illuminées *à giorno.*

6° Promenade au jardin *Mollard* (vue générale d'Aix).

Troisième journée.

Sources de Marlioz à vingt-cinq minutes d'Aix. Route de Chambéry et retour par le chemin de Mouxy et la carrière des Romains, ou la route de Tresserve et la maison du Diable).

Quatrième journée.

1° *Cascade de Grésy* (route de Genève).

2° Chemin des Bauges et de la grotte de Bange, moulin de *Prim* (très pittoresque).

3° Sources minérales de Saint-Simon.

Cinquième journée.

Saint-Innocent (route du port), château, campagnes

Quizard, Despine, Blanchard (lapins d'Angora). Baie de Grézine.

Sixième journée.

Lac du Bourget (château de Bordeau, Haute-Combe, Châtillon). Ces différentes excursions sur le lac peuvent se faire par les bateaux à trois bateliers, ou le dimanche par le bateau à vapeur qui fait le tour du lac, et s'arrête une heure à Haute-Combe.

Septième journée.

Château de la Motte, Chambéry, les Charmettes.

Pour les autres courses, consulter cet Indicateur p. 52 à 57.

Nota. — La liste des étrangers arrivés se trouve au Casino, chez les libraires d'Aix, dans les pensions, etc.

GYMNASTIQUE MÉDICALE

DE L'ÉTABLISSEMENT THERMAL

(Système Pichery).

Ce moyen peut être enseigné à Aix, chaque jour, aux dames, aux hommes et aux enfants, soit dans des cours publics, soit à domicile. Il est souvent conseillé par le médecin comme adjuvant des eaux.

INDICATEUR MÉDICAL

ET TOPOGRAPHIQUE

D'AIX-LES-BAINS.

Position, histoire, salubrité de la ville d'Aix.

La ville d'Aix (*Aquæ Gratianæ*) est située à l'est de la vallée de ce nom, sur le penchant d'une riante colline. Son établissement thermal est à 258 mètres au-dessus de l'Océan, à 32 mètres au-dessus du lac du Bourget, qui occupe le fond de la vallée, et se dirige comme elle du nord au sud, sur une longueur d'environ 14 kilomètres.

Sa population de 4116 habitants est plus que doublée en été par l'affluence des baigneurs. Son importance a plus que triplé depuis 1814, et tend à augmenter par le mouvement qui y rayonne aujourd'hui, la restauration qui s'y fait, sa jonction avec les principales voies ferrées de l'Europe.

La latitude d'Aix est 45° 38′ 58″; sa longitude à l'est du méridien de Paris, 3° 34′ 40″. La *flore des environs* est celle des contrées plus méridionales, car le *figuier*, le *grenadier*, le *jujubier*, y prospèrent en pleine terre. L'air qu'on y respire jouit de propriétés calmantes, ainsi que l'expérimentent chaque jour les malades qui, avant leur arrivée, étaient sujets aux insomnies, névralgies, tension nerveuse. L'atmosphère douce et peu variable d'Aix convient admirablement aux personnes rhumastisantes et à celles qui ont la poitrine délicate.

Quant à la constitution géologique du sol, Aix est assis sur le terrain néocomien, dans le groupe crétacé. Le néocomien repose sur les terrains jurassiques ; ceux-ci n'apparaissent que sur le penchant des montagnes latérales. Il est recouvert par la mollasse tertiaire, qui forme la plupart des collines environnantes (1).

Son climat est tellement sain, qu'en 1435 et en 1564, lorsque la peste étendait ses ravages sur les vallées environnantes, Aix fut préservé de ce fléau. Cette salubrité et l'efficacité des eaux étaient connues des Romains, qui y ont laissé des thermes, un temple, un arc votif admirés des antiquaires.

Aix faisait partie de l'ancienne Allobrogie. — Après avoir appartenu à Rodolphe III, roi de Bourgogne, et avoir été un objet de contestation entre les maisons des ducs de Savoie et des comtes de Genève, il demeura enfin, par un

(1) Consulter, pour plus de détails, l'intéressant travail de M. Louis Pillet, secrétaire adjoint de l'Académie royale de Savoie et conservateur du musée de géologie, travail intitulé : *Description géologique des environs d'Aix et de Chambéry*, extrait des *Mémoires de l'Académie de Savoie*, 1858.

traité conclu en 1295, sous la domination des premiers, qui l'érigèrent en baronnie, puis en marquisat.

Au XIIIe siècle, la ville fut réduite en cendres. Au XVIe siècle fut construit le château d'Aix, dans lequel on observe trois époques distinctes qui rappellent les phases ou changements qu'a éprouvés la ville. Il est antique par le temple de Diane, qui a servi de base à sa grande tour, où est installé aujourd'hui le théâtre. Il est gothique-arabe par son remarquable escalier, et moderne par sa salle de bal. — Cet édifice appartient à M. le marquis d'Aix-Sommariva. — Il a servi de cercle pour MM. les étrangers dès 1824 à 1849.

Aix a produit un homme illustre, Claude de Seyssel, l'historien de Louis XII, évêque de Marseille en 1515, grand diplomate et philologue distingué. C'est là un titre nobiliaire que les révolutions n'infirmeront point.

Deux établissements principaux contribuent à la prospérité de la ville : l'établissement thermal, bâti en 1773, par le roi Victor Amé III, et le Casino, élevé en 1848 par une société d'actionnaires, sur les dessins de l'architecte savoisien Pellegrini.

En 1857, le roi Victor-Emmanuel II a inauguré le percement gigantesque du mont Cenis et jeté les fondements du pont-viaduc international de *Culoz*, où se raccordent les chemins de fer de France, de Suisse, d'Italie et de Savoie.

Le 2 septembre de la même année, il a posé solennellement la pierre de la façade monumentale de l'établissement thermal, pour l'agrandissement duquel une somme de 900 000 francs avait été votée, en 1856, par le parlement sarde.

Ce sont, pour Aix, autant d'éléments nouveaux de succès et de brillant avenir.

PARTIE MÉDICALE.

Des eaux et de l'établissement thermal.

Les eaux thermales d'Aix forment deux sources distinctes : celle de *Soufre* (chaleur 45° c.) ; la seconde, dite d'*Alun* ou de Saint-Paul (46°,5). Toutes deux jaillissent en volume énorme sur la hauteur à l'est de la ville, près l'une de l'autre. Elles sont sulfureuses, et renferment, outre un grand nombre d'autres substances, des sels de fer, de magnésie et d'alumine. La première marque 4 degrés sulfhydrométriques, et l'autre 3 degrés au réservoir de l'établissement. Cette dernière, contenant plus de fer et de carbonate calcaire, est plus âpre à la peau, d'où sans doute le sobriquet traditionnel d'eau d'*Alun* qu'elle porte aujourd'hui.

D'après un récent jaugeage, ces eaux fournissent par minute : l'eau de *Soufre*, 1550 litres ; la source d'*Alun*, 3342 litres. L'établissement d'Aix est le seul qui utilise plus de 6 000 000 de litres d'eau minérale par vingt-quatre heures. D'après leur température élevée, un savant géologue, M. Mousson, estime qu'elles doivent venir d'une profondeur de 1000 à 1200 mètres.

Le grand établissement, qui a pour annexes les THERMES BERTHOLLET, où sont des bains et des douches de *vapeur spontanée*, et l'ancien BAIN ROYAL (1), divisé en douches et piscines réservées aux indigents, possède le privilége inestimable d'un excellent service thermal.

On y trouve deux piscines à natation, deux vaporariums, deux salles d'inhalations. — Des douches de vapeur locales, des bains de vapeur par encaissement, plus de soixante pièces propres à administrer la douche générale ou locale, des bains avec douche moyenne, et des bains simples avec douche locale mobile. La pression des douches de *Soufre*, autrefois de 2 mètres, peut s'élever aujourd'hui jusqu'à 6^{m},80 ; celle d'*Alun* et d'eau froide, à 20 mètres.

Présentement, trente-deux *doucheurs* et *doucheuses*, trente *porteurs*, un *chef de service*, six *huissiers*, chargés de veiller à ce que chaque malade passe à son tour, deux *sécheurs* et autant de *sécheuses*, deux *postillons* pour

(1) « Ce bain (écrivait le docteur Cabias, en 1688) se nomme le *Bain du prince*, tant à cause des délices qu'anciennement les sérénissimes princes de Savoye y prenoient qu'à cause de sa beauté et bonne température : on l'appelle maintenant le *Bain royal*, depuis que les rois de France s'y sont baignez. Et c'a été le Grand Henry, de glorieuse mémoire, lequel étant venu en Savoye, visita ce lieu, et ayant veu les bains, les uns après les autres, il descendit de cheval, vers le grand bain, auquel, avec plusieurs princes de sa cour, il se baigna et lava, l'espace d'une heure, avec autant de plaisir et de contentement comme s'il eût joui du plus grand plaisir du monde. Ce qu'il témoigna, disant que tous les bains et étuves des baigneurs de Paris et de France et même de l'Europe ne valoyent rien au regard de ceux-ci. »

ransmettre les ordres, concourent au service intérieur et obéissent à l'autorité supérieure d'un *commissaire royal* nommé à cet effet. (M. l'intendant Dupraz, ancien chef de division au ministère de l'intérieur, remplit ce rôle important. L'établissement ne peut que prospérer sous sa sage et prudente administration.)

Les employés sont rétribués par des remises proportionnelles au produit des eaux, dont un 5 pour 100 est affecté à la caisse des retraites.

On peut juger de la prospérité toujours croissante de l'établissement thermal (1) par le tableau suivant :

En 1851, les recettes de l'établissement ont été de.. fr.				45 900
1852	—	—	—	55 889
1853	—	—	—	55 366
1854	—	—	—	55 869
1855	—	—	—	62 360
1856	—	—	—	77 574
1857	—	—	—	90 991

Quant à la direction médicale sous laquelle les bains d'Aix ont atteint la haute réputation qui les distingue, elle appartint en 1787 au docteur Joseph Despine, médecin du roi Victor-Amé III ; en 1830, à son fils, le docteur baron Charles-Humbert-Antoine, et en 1849 à son petit-fils, le docteur baron Constant Despine, actuellement médecin

(1) L'établissement se trouve décrit très en détail dans mon *Manuel de l'étranger aux eaux*. Je ne puis que renvoyer à cet ouvrage pour tout ce qui touche à son histoire et à celle de nos eaux minérales.

de l'établissement thermal, établissement auquel il a pu, comme inspecteur des eaux, apporter de nombreux perfectionnements, ayant visité dans ce but les principaux bains d'Europe. L'étranger regrette de ne plus trouver dans l'édifice thermal le musée qu'il y avait créé il y a vingt ans, et qu'on n'y a pas conservé, faute d'un local convenable. Ce musée, sur lequel nous donnerons plus loin quelques détails, renfermait, outre plusieurs appareils utiles à la guérison, un intéressant portefeuille de cas pathologiques rares et plus de soixante pièces en cire représentant au naturel les maladies remarquables guéries par l'usage des eaux. Cet album pathologique ainsi que plusieurs pièces importantes de ce musée continuent à être visibles à Aix, au domicile de M. *Despine* (1), qui n'a pas voulu en priver MM. les baigneurs.

Tous les médecins domiciliés à Aix forment une commission médicale consultative, qu'ils sont tour à tour, chaque année, appelés à présider, par rang d'ancienneté.

Pharmaciens.

MM. BOCQUIN, pharmacien de Sa Majesté et de la famille royale, place Centrale et rue des Bains.

PICHON, rue des Bains.

THÉVENON, rue de Genève.

(1) M. *Despine* reçoit chaque jour les malades à son domicile, place Centrale, de midi à trois heures. Il est visible à l'établissement thermal, chaque matin, de sept à neuf heures.

Des maladies qui sont améliorées par le traitement thermal.

1° Les rhumatismes goutteux, fibreux et musculaires, la sciatique, la goutte chronique, et en général toutes les maladies liées au principe rhumatismal.

2° Les maladies de la peau, les affections scrofuleuses, les tumeurs blanches, les hydarthroses.

3° Les ulcères chroniques, fistules, fausses ankyloses, rétractions tendineuses, caries et autres maladies chroniques des os, les suites de luxations et de fractures.

4° Les affections mercurielles et syphilitiques anciennes.

5° Les engorgements résultant d'une insuffisance des menstrues, les granulations, érosions et ulcères simples du col de l'utérus.

6° Les névralgies, l'hystérie et certaines gastralgies.

7° Les affections de la moelle épinière, les paralysies, spécialement celles qui sont la suite de rhumatisme ou de fièvre typhoïde.

8° Les affections dites laiteuses, la chlorose, l'aménorrhée, et en général toutes les maladies dérivant de faiblesse ou d'un vice dans l'innervation.

9° Les catarrhes bronchiques, intestinal et utérin, l'asthme humide.

10° Enfin les maladies dues à une suppression ou à une répercussion, certaines surdités, l'ophthalmie chronique,

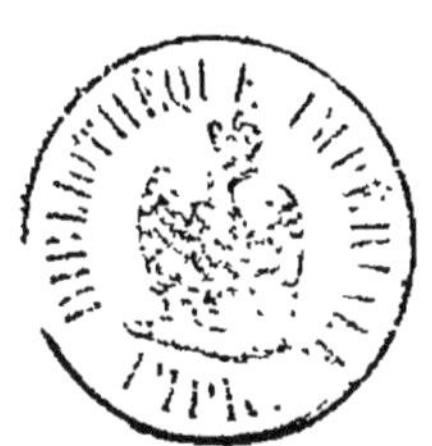

l'amaurose rhumatismale, les fièvres intermittentes rebelles, les cas où la constitution lymphatique des sujets les prédispose à la phthisie et aux engorgements abdominaux.

Des maladies qui sont aggravées par le traitement thermal.

Toutes les affections aiguës, celles existant chez des personnes à complexion cachectique, épuisées par de très longues souffrances ou par des pertes ; celles qui ont une tendance au *carus* et autres affections soporeuses ; celles accompagnées d'hémoptysie, de congestion cérébrale, d'anévrysme ; enfin la phthisie tuberculeuse et la plupart des dégénérescences squirrheuses ou cancéreuses ; en un mot, dans tous les cas extrêmes où la vitalité a subi de très profondes atteintes.

Formalités requises pour prendre les eaux.

Toute personne voulant prendre des douches ou des bains de vapeur présentera au bureau de distribution des billets la *déclaration médicale* prescrite par le règlement, certifiant qu'elle en peut faire usage. Cette attestation est échangée contre une *carte d'admission*, dont le prix (1 franc) est destiné à l'hospice des baigneurs indigents.

Les billets de douches ou vapeurs ne sont délivrés que sur présentation de cette carte d'admission, et échangés au contrôle au fur et à mesure du besoin. La distribution des billets a lieu chaque matin, pendant la durée du service, et l'après-midi, de deux à quatre heures. Toute contremarque prise dès la veille indique l'heure approximative où l'on prendra la douche le lendemain.

Tarif de l'établissement thermal.

DIVISION DES PRINCES.

Hommes.	fr.	c.	*Femmes.*	fr.	c.
Douches :			Douches :		
avec doucheurs.....	2	»	avec doucheuses....	2	»
avec port simple....	2	50	avec port simple....	2	50
avec port double....	3	»	avec port double....	3	»

DIVISION ALBERTINE.

Hommes.			*Femmes.*		
Douches :			Douches :		
avec doucheurs.....	1	50	avec doucheuses....	1	50
avec port simple....	2	»	avec port simple....	2	»
avec port double....	2	25	avec port double....	2	25

DIVISION DU CENTRE.

Hommes.			*Femmes.*		
Douches :			Douches :		
avec doucheurs.....	1	50	avec doucheuses....	1	50
avec port simple....	2	»	avec port simple....	2	»
avec port double...	2	25	avec port double....	2	25

DIVISION D'ENFER.

Hommes.	fr. c.	*Femmes.*	fr. c.
Douches :		Douches :	
avec doucheurs.....	1 50	avec doucheuses....	1 50
avec port simple....	2 »	avec port simple....	2 »
avec port double....	2 25	avec port double....	2 25

DOUCHES LOCALES.

Hommes.		*Femmes.*	
Douche locale simple..	» 75	Douche locale simple..	» 75
avec un seul port...	1 25	avec un seul port....	1 25
avec port double....	1 75	avec port double....	1 75
ascendante simple...	» 50	ascendante simple...	» 50

VAPEUR BERTHOLLET (vieux).

(Au petit établissement.)

Hommes.		*Femmes.*	
Vapeur avec sécheur...	1 25	Vapeur avec sécheuse..	1 25
avec port simple....	1 75	avec port simple....	1 75
avec port double....	2 25	avec port double....	2 25

VAPEUR BERTHOLLET (nouveau).

(Au grand établissement.)

Hommes.		*Femmes.*	
Vapeur par encaissement :		Vapeur par encaissement :	
sans port..........	1 50	sans port..........	1 50
avec port simple....	2 »	avec port simple....	2 »
avec port double....	2 50	avec port double....	2 50
Douche locale sans port.	1 25	Douche locale sans port.	1 25
avec port simple....	1 50	avec port simple....	1 50
avec port double....	2 25	avec port double....	2 25

SALLES D'INHALATION.

Hommes.	fr.	c.	*Femmes.*	fr.	c.
Chaque séance sans port.	1	»	Chaque séance sans port.	1	»

BAINS TEMPÉRÉS ET PISCINES.

Hommes.			*Femmes.*		
Bains sans port.......	1	25	Bains sans port.......	1	25
avec port simple....	1	75	avec port simple....	1	75
avec port double....	2	»	avec port double....	2	»

Les appareils pour douche locale dans le bain se payent en outre 50 centimes.

SERVICE D'EXEMPTION.

Hommes.			*Femmes.*		
Douches locales.......	»	45	Douches locales.......	»	45
gén[les] de toute espèce	»	85	gén[les] de toute espèce	»	85
Bains et piscines......	»	75	Bains et piscines....	»	75

Dans les piscines, une leçon de natation se paye 50 centimes en sus du prix du bain.

L'administration ne reprend point les billets non utilisés, s'ils ont reçu le timbre du contrôle.

L'exemption des droits de l'établissement, sauf la rétribution due aux gens de service, est accordée aux *médecins étrangers*, aux habitants d'Aix, aux religieux, aux soldats et sous-officiers de Sa Majesté, aux préposés des gabelles, aux gardes-forêts, aux cantonniers des routes royales et provinciales, aux ouvriers des mines de l'État et aux domestiques ou autres personnes dont l'état de gêne est dûment constaté. Sont dispensés de tout droit les indigents étrangers justifiant de leur pauvreté par des certificats délivrés et légalisés par les autorités de leur pays, ainsi que les indigents nationaux présentant une attestation du syndic de leur commune, visée par le percepteur des contributions.

Service de l'hôpital.

Cet hospice, fondé en 1813 par Sa Majesté la reine Hortense, augmenté et réédifié par M. W. Haldiman, s'est enrichi des dons du roi Charles-Félix, du marquis Costa de Beauregard, et de Sa Majesté l'empereur Napoléon III, etc.

Pour y être admis, il faut, outre le certificat d'indigence, consigner entre les mains du caissier la somme de 35 francs. Le prix des places payantes est de 1 fr. 50 c. par jour.

Toute demande d'admission doit être adressée à *M. le directeur de l'hôpital, à Aix.*

Emploi médical des eaux.

BOISSON. — Il existe en ville des fontaines publiques d'eau thermale; mais c'est ordinairement dans l'établissement qu'on va boire les eaux. — Quant à la source ferrugineuse, à l'eau alcaline de *Saint-Simon*, celles de *Marlioz*, se trouvant placées à vingt minutes environ de la ville, elles deviennent le but d'une excursion matinale à la fois agréable et salutaire. — L'eau de *soufre* de l'établissement et celles de *Marlioz* sont surtout employées dans les dartres rebelles, les affections lymphatiques, les irritations légères de la gorge ou du poumon ; l'eau d'*alun* l'est dans les vomissements nerveux et certaines dyspepsies ; l'eau *ferrugineuse*, pour combattre les gastrites chroniques, les pâles couleurs, l'anémie, la leucorrhée, le catarrhe vésical, et en lotions dans les ophthalmies. Quant à l'eau de *Challes*, dont l'action est si variée et si puissante, on peut dire avec certitude qu'ajoutée aux bains d'Aix et recevant des eaux d'Aix la thermalité qui lui manque, elle acquiert ici une activité qu'elle ne possède pas à sa source même.

BAINS. — Les eaux d'alun et de soufre, pures ou mélangées, servent à composer les bains qu'on prend, pour plus de commodité, à domicile. Le médecin prescrit aussi, quand le cas l'exige, les bains de l'établissement, l'abondance des sources permettant d'y renouveler sans cesse l'eau, en conservant sa température uniforme.

DOUCHES. — La chaleur, la disposition des sources et leur élévation naturelle ont permis de donner aux douches d'Aix une perfection qu'on ne trouve pas ailleurs. — Il y a des douches mitigées pour les personnes délicates; des douches de toute espèce, générales ou locales, pour le menton, le nez, les yeux, les oreilles, etc.;

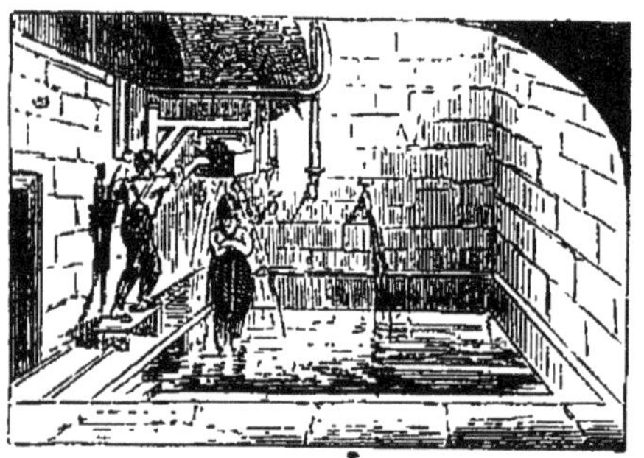

Douche écossaise.

enfin, des douches écossaises, alternativement chaudes et froides, si utiles pour combattre les affections nerveuses, la faiblesse générale, le rhumatisme et la paralysie.

SALLE D'ASPIRATION. — Utile dans les laryngites et bronchites chroniques, l'aphonie, les bronchorrhées, l'asthme humide et certaines névroses pulmonaires.

VAPEUR. — Plusieurs pièces voûtées servent à concentrer les vapeurs d'eau minérale. Pendant que dure le bain de vapeur, le malade a les pieds plongés dans l'eau chaude ou reçoit la douche sur les extrémités inférieures, afin de prévenir toute congestion cérébrale. — Outre l'activité qu'ils impriment aux organes, ces bains communiquent au teint plus de finesse et de fraîcheur, et à la peau plus de souplesse.

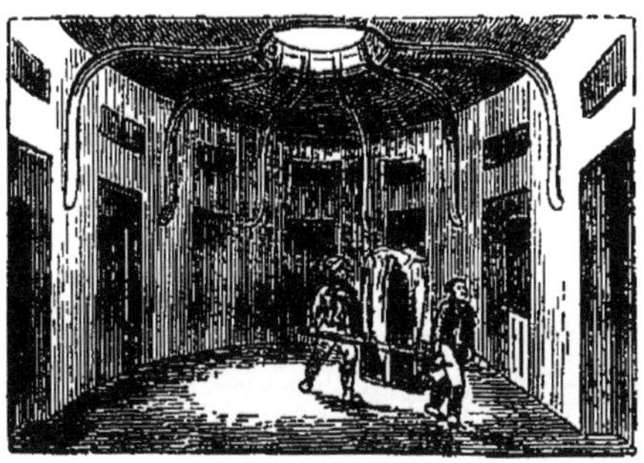

Vaporarium.

De la sudation. — Soit après le bain de vapeur, soit après la douche, le malade est enveloppé dans un drap de toile, ou mieux dans un peignoir de flanelle (1), puis *emmaillotté* dans une couverture de laine et transporté jusque dans son lit, qu'on a eu soin de chauffer. La sudation se prolonge environ une heure, pendant laquelle le sécheur (2) essuie le visage, administre la boisson prescrite, jusqu'au moment où il ôte le *maillot* et vous change de linge.

(1) Le drap seul et les serviettes nécessaires pour cette opération sont fournis gratuitement par les logeurs.

(2) Les sécheurs et sécheuses sont des personnes de confiance attachées à chaque hôtel, pension, maison à louer, spécialement chargées d'accompagner les malades aux bains et des soins domestiques qui les concernent dans l'usage des eaux. Leur rétribution est de 50 à 60 centimes par jour.

BAINS DE NATATION. — Ainsi que l'ont signalé de célèbres orthopédistes, l'exercice de la natation dans un milieu tonique tel que l'eau thermale d'Aix est un des meilleurs remèdes à opposer à la faiblesse du système osseux. Ce moyen, parfaitement approprié aux jeunes personnes,

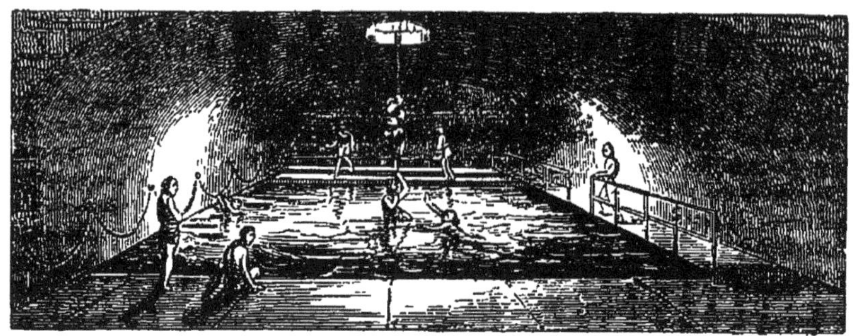

sert à les fortifier, à leur donner plus d'aisance, de souplesse, et à prévenir ou à corriger les imperfections de la taille. Il produit souvent des guérisons remarquables chez les scrofuleux, les rachitiques, et chez ceux qui sont affaiblis par des excès ou une trop rapide croissance.

BOUES MINÉRALES. — Ces boues, qui sont aujourd'hui moins usitées, faute d'un agencement convenable pour les recueillir, se composent en grande partie de glairine ou matière azotée des eaux. Je les ai employées plus d'une fois avec grand avantage, soit sur des malades de l'hôpital d'Aix, soit dans la pratique civile, pour combattre des ulcères gangréneux, les rétractions suite de brûlure, et des maladies circonscrites de la peau et des articulations.

Des sources minérales environnantes.

Ainsi qu'on l'a vu plus haut, indépendamment des eaux thermales d'Aix, plusieurs autres sources minérales des environs forment un accessoire utile au traitement, et produisent des résultats qu'on aurait peine à obtenir d'une autre combinaison. Ce sont celles de :

MARLIOZ, — à vingt minutes de la ville, minéralisées par le sulfure sodique, l'iode, le brome et le gaz sulfhydrique libre, marquant de 24 à 30 degrés au sulfhydromètre, placées au milieu de charmants bosquets, très fréquentées, et spécialement utiles dans les affections de la peau et des voies respiratoires. La salle d'inhalation gazeuse froide, inaugurée en 1857, est pourvue d'appareils pour la *pulvérisation* de l'eau, qui est ainsi aspirée sans efforts et sans décomposition aucune de ses principes minéralisateurs. (Service d'*omnibus* plusieurs fois par jour.)

SAINT-SIMON, — à trente minutes, formant deux sources distinctes : l'une ferrugineuse crénatée (l'ancienne source du docteur A. Despine), très utile dans la leucorrhée, les pâles couleurs (anémie), la faiblesse constitutionnelle, les restes de gastrite ; l'autre, alcaline magnésienne, appelée source *Raphy*, du nom de son propriétaire, employée avantageusement dans les névroses de l'estomac, la goutte, les affections vésicales, etc.

ANALYSE DES SOURCES D'EAUX MINÉRALES USITÉES A AIX EN SAVOIE.

SUBSTANCES contenues DANS 1000 GRAMMES D'EAU.	DE SOUFRE sulfureuse. J. Bonjean, 1838.	D'ALUN saline. J. Bonjean, 1838.	DE SAINT-SIMON ferrugin. St.-Martin, 1853.	DE SAINT-SIMON saline. De Krammer, 1853.	DE MARLIOZ sulfureuse alcaline. J. Bonjean, 1850.	DE CHALLES sulfureuse alcaline, iod. et brom. O. Henry, 1842.	COISE alcaline, iodurée et bromurée. P. Morin, 1851.
Hydrogène protocarboné	»	»	»	»	»	»	0,0171
Azote	0,03204	0,08010	traces	»	0,77 centi-	traces	0,0262
Acide carbonique libre	0,02578	0,01334	0,00338	»	4,64 mètres	»	0,0095
— sulfhydrique libre	0,04140	»	»	»	6,70 cubes.	»	—
Oxygène	»	0,01840	»	»	»	»	0,0063
Acide silicique	0,00500	0,00430	»	0,008850	0,006	»	—
Silicate de soude	»	»	»	»	»	0,0410	—
— d'alumine et de chaux	»	»	0,00592	»	»		0,0162
Phosphate d'alumine			»	»		0,0580	—
— de chaux	0,00249	0,00260	»	»	»		traces
Fluorure de calcium			0,00169	»		»	—
Sulfure de sodium	»	»	»	»	0,067	0,2950	—
— de fer et de manganèse	»	»	»	»	»	0,0015	—
Carbonate de chaux	0,14850	0,18100	»	0,235217	0,186	0,0430	0,0115
— de magnésie	0,02587	0,01980	»	0,016162	0,012	0,0300	0,0191
— de soude	»	»	»	»	0,099	0,1377	0,0814
Bicarbonate de potasse	»	»	»	«	»	»	6,0045
— de fer	0,0086	0,00936	0,00127	traces	0,013	»	—
— de manganèse	»	»	»	»	0,001	»	—
— d'ammoniaque	»	»	»	»	»	»	0,0151
— de strontiane	traces	traces	»	»	»	0,0100	—
Sulfate de soude	0,09602	0,04240	»	»	0,028	0,0730	—
— de chaux	0,01600	0,01500	0,00127	»	0,002		—
— de magnésie	0,03527	0,03100	»	0,011241	0,018	»	0,0033
— d'alumine	0,05480	0,06200	»	»	»	»	—
— de fer	traces	traces	»	»	0,007	»	—
Chlorure de sodium	0,00792	0,01400	»	»	0,018	0,0814	0,0041
— de magnésium	0,01721	0,02200	»	0,000298	0,014	1,0100	0,0034
Iodure alcalin	traces	»	traces	»	(potassique) quant. indét.	1,0099 (potassique)	—
— de magnésium	»	»	»	»	»	»	0,0077
Bromure de potassium	»	»	traces	»	quant. indét.	»	—
— de sodium	»	»	»	»	»	0,0100	—
— de magnésium	»	»	»	»	»	»	0,0015
Glairine	quantité indéterminée	quantité indétermin.	»	0,020626	quantité indéterminée	0,0221	0,0122
Crénate d'oxyde de fer	»	»	0,01353	»	»	traces	0,0020
Oxyde aluminique	»	»	»	0,001722	»	»	—
— magnésique	»	»	»	0,014795	»	»	»
Sulfate potassique	»	»	»	0,008893	»	»	»
Perte	0,01200	0,00724	»	0,002626	0,017	0,0325	»
Parties solides sur 1000 gr.	0,43000	0,41070	0,01353	0,323750	0,420	0,855	0,9733
Température centigrade	45°,0	46°,5	12°,0	20°	14°,0	12°,0	12°,5

3.

CHALLES, — près de Chambéry. Ce sont les plus riches connues pour la sulfuration et l'ioduration. Elles renferment 559 milligrammes de sulfure hydraté de sodium et 0,01 d'iodure de potassium par 1000 grammes d'eau. — D'après M. Calloud, six litres d'eau de Challes dans un bain des eaux d'Aix le rendent plus soufré que la plus sulfureuse des eaux des Pyrénées.

COISE. — Cette source est la plus alcaline de la Savoie. Comme élément caractéristique, elle contient du bicarbonate *ammonique*, et en outre du gaz protocarburé d'hydrogène, de la glairine, et de l'iodure de potassium à la dose de 5 centigrammes par litre, qui lui communique à la longue l'odeur safranée de l'iode. Cette eau, d'après l'expérience de notre savant confrère M. le docteur Rilliet (de Genève), et ce que nous avons constaté nous-même, jouit de propriétés fondantes énergiques. On l'emploie avec succès pour combattre l'induration du foie, le goître et les engorgements parenchymateux.

En jetant un coup d'œil sur le tableau ci-joint des analyses chimiques de sources aussi variées que celles qui précèdent, on concevra quelle peut être leur puissance thérapeutique, si elles sont habilement combinées par un médecin expérimenté. Aussi ce dernier obtient-il, par la seule action des moyens que la nature met ici à sa disposition, les trois sortes de médications : *excitante*, *déprimante* et *perturbatrice*. Telle est la raison du cadre, proportionnellement plus étendu qu'ailleurs, des maladies que nos eaux embrassent dans leur sphère d'activité.

De la saison des eaux.

Bien qu'on puisse, à la rigueur, prendre les eaux en toute saison, l'expérience m'a appris que les malades rhumatisants doivent préférer la saison printanière, les goutteux l'été, les paralytiques l'automne. J'ai vu aussi des individus atteints de scrofules, de carie osseuse, de tophus articulaires, prolonger avec un avantage marqué leur cure thermale pendant tout l'hiver.

Durée du traitement.

La durée du traitement est généralement de vingt-cinq à trente jours pour une saison. Lorsque le mal a quelque intensité ou qu'il dure depuis longtemps, il est souvent préférable d'administrer les eaux d'une manière plus douce, mais d'en prolonger l'usage, en faisant, après quelques jours de repos, une deuxième et même une troisième cure.

Précautions avant la cure.

Toutes les fois qu'il existe des symptômes d'embarras gastrique, il faut, avant de prendre les eaux, les faire disparaître par quelque laxatif: l'huile de ricin, la limonade de Rogé, etc. S'il y a prédisposition aux congestions sanguines, surtout du côté du cerveau, dans les cas d'évacuation sanguine supprimée et d'une habitude dès longtemps contractée de ce moyen, la saignée devient nécessaire.

Les personnes atteintes de rhumatisme, syphilis, maladies cutanées chroniques, se prépareront au traitement thermal par les boissons sudorifiques ; les malades nerveux, à fibre sèche et irritable, par des bains d'eau douce amidonnée. Ces moyens préparatoires, non indispensables mais toujours utiles, seront employées pendant un temps plus ou moins long, d'après la connaissance qu'a le médecin ordinaire de la constitution du malade.

Précautions pendant la cure.

1° L'action des eaux étant énergique, les malades doivent se conformer très strictement aux prescriptions qu'un médecin prudent leur laisse ordinairement *par écrit*, afin d'éviter toute cause d'erreur qui leur serait préjudiciable.

2° Pendant que le malade est soumis à l'action des eaux, on dirait que l'économie tout entière a besoin de plus de repos et d'un peu de *recueillement*, ce qui lui fait un devoir d'éviter toute impression morale ou physique trop vive.

3° Se défier du surcroît d'appétit que donne l'air nouveau et très oxygéné de nos montagnes.

4° Donner la préférence aux aliments de facile digestion. Ne se baigner que trois ou quatre heures après avoir mangé, et mieux étant à jeun.

5° Éviter la fraîcheur du soir, surtout en stationnant

dans les cours ou les rues, et rarement se promener dans la plaine après le coucher du soleil.

6° Adopter des vêtements chauds et légers, et de préférence ceux de laine.

7° Ne pas rechercher de trop fortes transpirations, car, suivant la juste observation du docteur Herpin (de Metz), bien que les eaux d'Aix débilitent relativement moins que d'autres eaux, la sueur ne devient utile qu'autant qu'elle est mise par le médecin en rapport avec les forces individuelles. Du reste, le malade fera mieux de compter pour sa guérison sur la modification constitutionnelle lente et progressive qui survient constamment à la suite d'un traitement thermal sagement dirigé. En ceci, comme en toute autre chose, il faut se garder des donneurs d'avis, qui, sans être médecins, et sans avoir égard à l'âge, au tempérament et aux complications morbides, prolongent la maladie par des conseils intempestifs.

8° Après la douche, le séjour au *maillot* ne dépassera pas une demi-heure, pour peu que le malade ait à ménager ses forces.

9° Les dames interrompront la cure thermale à certaine époque.

10° User de tout modérément, mais éviter spécialement l'excès des choses dont l'action est diamétralement opposée à celle des eaux, qui est de pousser du centre à la périphérie : tel est l'usage immodéré des boissons glacées, des sorbets, des acides, des viandes salées, qui, par leur action stimulante sur le tube digestif, tendent à diminuer ou à suspendre la transpiration habituelle.

11° L'éruption cutanée connue sous le nom de *poussée des eaux* ne nécessite nterruption que lorsqu'elle s'accompagne de symptômes fébriles.

12° Les personnes délicates et souffreteuses feront toujours bien de ne pas se mouiller les cheveux dans le bain : elles éviteront des rhumes, des fluxions aux oreilles et des maux de dents.

13° On évitera de se laisser aller au sommeil tant qu'on sera dans le bain ; mais si plus tard on s'y sent porté, on doit le considérer comme un symptôme du calme produit sur le système nerveux et un signe du retour de l'harmonie dans les fonctions animales, base de toute action restauratrice.

14° Bien qu'il soit quelquefois utile de recourir à des médicaments, nous ne les conseillons que lorsqu'il y a urgence, par la considération qu'à Aix les eaux, le changement de vie et de climat, suffisent pour agir d'une manière curative, surtout lorsque le malade y arrive déjà fatigué de médicaments.

Précautions après la cure.

1° Le traitement une fois terminé, le baigneur se rappellera que les pores restent plus ouverts, l'exhalation de la peau plus active. Ceci doit l'engager à rentrer paisiblement dans son pays et à éviter toutes les causes de refroidissement. — De là découle aussi la nécessité, lorsqu'on a des excursions à faire dans les montagnes, de les faire avant de commencer la cure ou de choisir l'intervalle entre deux saisons thermales.

2° J'insisterai auprès du malade pour que, de retour chez lui, il mette un repos de huit à dix jours avant de reprendre ses occupations habituelles, surtout si elles exigent une certaine tension d'esprit ou des fatigues énervantes.

3° Il favorisera la transpiration, pendant quelques jours encore, par des boissons sudorifiques, suivant en ceci, toutefois, les recommandations de son médecin, ou en prolongeant son séjour au lit à l'heure où il revenait de la douche. L'observation nous a appris que ces sueurs critiques, si elles sont modérées, peuvent avoir une influence heureuse sur la guérison.

Du mode d'action des eaux et de leur effet consécutif.

Les eaux ont pour effet d'agir primitivement sur la diathèse ou vice général entachant l'économie. Elles exercent :

1° Une action spécifique, par l'absorption des principes chimiques minéralisateurs ;

2° Une action dépurative générale, en augmentant l'action des vaisseaux absorbants et le jeu de toutes les sécrétions ;

3° Une action locale sur la peau ainsi que les tissus sous-jacents, et spécialement une action révulsive, au moyen des douches localisées sur les parties éloignées du mal. — (Nulle part plus qu'à Aix on ne donne d'attention aux frictions, au massage, ainsi qu'à l'acte dérivatif.)

Tel est le secret de l'influence des eaux dans le plus grand nombre des maladies. Cet effet est d'autant plus sûr qu'il s'est produit d'une manière graduelle, comme toutes les améliorations lentes, mais durables.

Je terminerai par une remarque importante, savoir, que souvent, pendant le traitement thermal, les souffrances sont augmentées. — Mais que les malades, loin de se décourager, se rassurent; qu'ils continuent leur cure aussi longtemps que les docteurs de la localité le leur conseillent : dans la majorité des cas, ils seront amplement récompensés de leur persévérance, car, si les eaux semblent d'abord avoir exaspéré quelques symptômes, c'est afin d'arriver plus sûrement à en débarrasser l'organisme.

Nombre proportionnel des maladies observées à Aix.

I.	Rhumatisme et goutte . . .	390
II.	Maladies de la peau.	169
III.	Affections lymphatiques . .	107
IV.	Maladies des os	92
V.	Syphilis.	79
VI.	Paralysies.	56
VII.	Affections nerveuses	73
VIII.	Maladies anomales	34
	TOTAL. .	1000

PARTIE TOPOGRAPHIQUE.

Nourriture et logement.

L'étranger trouve à Aix toute espèce de facilités, plus de cent hôtels ou maisons garnies, des tables d'hôte et des pensions à tout prix. — La nourriture et le logement coûtent, prix moyen, 6 à 12 francs par jour ; on en trouve aussi à 4 ou 5 francs dans les hôtels et maisons tenant pension. Un appartement de cinq ou six pièces, avec salon, cuisine, écurie, remise, coûte de 15 à 30 francs par jour. On nourrit également à domicile. On peut encore tenir son ménage, en amenant ses domestiques ou en se procurant une cuisinière du pays.

Hôtels.

Venat (jardin).

Guilland, 1er et 2e hôtel (jardins).

Hôtel Royal et hôtel du Globe, *rue du Casino.*

Hôtel des Princes, *rue de Chambéry.*

Dardel, *rue de Genève.*

Hôtel de l'Univers (logements garnis tenus par Renaud).

Hôtel Jeandet, *rue du Casino.*

Prunier Cartelet, *rue de Chambéry* et *place Centrale.*

Gaillard, Durand, *rue de Genève.*

Ver (hôtel de France), *rue des Bains.*

Pensions.

Pension de l'Arc romain, *place Campanus.*

Chabert, Dussuel, *place des Bains romains.*

Perret, Julie, *place Centrale.*

Bossu, Joseph Bocquin, Maniglier, Folliet, Triquet, Garin, Bemascon (pension de l'Europe), *rue des Écoles.*

Ailloux, Lacroix, Excoffier, *rue des Bains.*

Cochet, Gucher, Thomas, Effrançay, *rue Berthollet.*

Bocquin (Michel), Vincent, Simonet, Perroud, *rue de Chambéry.*

Garin, Secret, Massonat, *rue de Genève.*

Restaurants à la carte.

Pour les déjeuners, café Dardel, *place Centrale*, et café du Château.

Pour tous les repas, le Casino, Camille Ver, *rue des Bains ;* Mathiez, *rue de Genève ;* Dorlu, *maison Bona, rue de Chambéry.*

Logements garnis classés par quartiers, en commençant par le haut de la ville, soit dans le voisinage des thermes.

Degallion fils, Rouphe de Varicour (jardins), Burdet, Padey, Excertier, *rue de Mouxy.*

Gorjux, Pouchoix, *rue de Pugny.*

Yvrou (Thomas et Thérèse), *place des Bains romains.*

Degallion père (jardin), Rebaudet, Ver, Rivollier, Monnet, Vignet, Dardel, Bocquin, Vidal, *rue des Bains.*

Duvernay, Mermoz, *rue du Bain d'Henri Quatre* (jardins).

Lacroix, Forestier, *rue Berthollet.*

Molingol, Garin, Davat, Bovagnet, Vidal, Grosbert, Jarrier, Gayme, *rue des Écoles.*

Dronchat, Delabaye, Domenget (Ernest), *rue du Dauphin.*

Duvernet frères, Domenget (veuve) Domenget (Claudius), Forestier, Duverney, Gaillard, Simon, Bolliet, Vidal, Rivollier, Dardel, *place Centrale.*

Monard, Berthier, Bouton, *rue de l'Eglise.*

Verchère, *rue du Temple-de-Diane.*

Renaud, Lacroix, Bocquin, Chiron, Perret, Carraz, Veuilland, Cochet, Rose Marjollet, Bojey, Gay, Tournier, Damesin, Bona, Berthier (jardins).

Cochet-Bertin, Vial, Girod, Laurin, Villemet, Chambon, *rue de Chambéry.*

Ginet, Perret (Jeannette), Grangerat, Bocquin, Sonaz, Mottet, Bogey, *rue du Casino.*

Guichard, Bonnet, Lacroix, Duverney, Gaillard, Garin, Cochet, Mathiez (Victor), Mathiez (Joseph), Gigaud, Viollet, Bimet, Garin (Pierre), Viollet, Simon, Blanc, Massonat, Pilloux, Renaud, *rue de Genève.*

Maisons de campagne à louer près d'Aix.

A *Saint-Innocent*, à *Marlioz*, à *Tresserve* et aux *Viviers*.

La plupart de ces campagnes, situées à quelques minutes de la ville, offrent aux baigneurs du confortable, un air pur et la facilité de pouvoir suivre à Aix un traitement thermal.

Police.

Tout étranger arrivant à Aix reçoit une carte de séjour en échange de son passe-port, qui lui est restitué au départ — Bureau de police et des passe-ports, à l'hôtel de ville (place Centrale).

Nota. — Une simple lettre de médecin recommandant l'usage des eaux d'Aix suffit, si la signature est légalisée, pour donner entrée à la frontière sarde.

Service protestant.

Chaque dimanche un service protestant a lieu dans une des salles du château d'Aix.

CASINO.

On trouve dans ce bel établissement des salles de danse, de concerts et de jeux, un cabinet de lecture, un café, un restaurant, des jardins, des galeries couvertes utiles aux

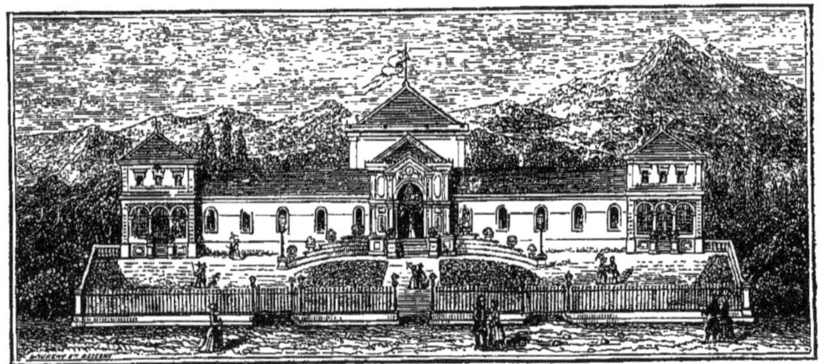

Façade du Casino.

malades qui désirent se promener sans sortir de la ville. Grands bals le jeudi et le dimanche. Musique chaque jour.

Les jeux de roulette et de trente et quarante ont cessé d'y être tolérés dès les premiers jours de l'année 1856.

Le Casino d'Aix appartient à une société anonyme composée d'actionnaires indigènes et étrangers. Il est administré par un comité composé de sept membres. Comme témoignage de l'intérêt qu'il porte à cet utile établissement, un ministre éminent (M. de Cavour) a bien voulu en accepter la présidence honoraire.

Règlement et tarif.

ART. 1er. — L'ouverture du cercle ou casino aura lieu le 15 mai de chaque année ; il ne sera jamais fermé avant le 1er octobre.

ART. 2. — Les actionnaires et abonnés seuls sont admis dans les salons et autres dépendances de l'établissement. L'abonnement se fait sur la présentation d'un actionnaire ou de deux anciens abonnés ; il n'y a d'exception qu'en faveur des personnes invitées, qui devront, en entrant, présenter leur lettre d'invitation. (MM. les médecins étrangers sont admis sans rétribution.)

ART. 3. — Un commissaire est chargé de la surveillance générale. MM. les abonnés sont priés de déférer à ses observations et de s'adresser à lui en cas de réclamations.

Art. 4. — En cas d'excès graves de la part d'un abonné dans l'intérieur du cercle, sa carte d'entrée lui sera retirée, et il cessera à l'instant d'en faire partie.

Art. 5. — Les salons seront ouverts tous les jours de huit heures du matin à minuit, excepté les jours de bal, dont la clôture aura lieu à une heure du matin.

Art. 6. — Le grand salon n'appartient aux abonnés que les jours de bal, c'est-à-dire le jeudi et le dimanche : l'administration a le droit d'en disposer les autres jours.

Art. 7. — Les jours de bal, les hommes ne seront admis qu'en habit.

Art. 8. — Il est expressément interdit de sortir les journaux du cabinet de lecture.

Art. 9. — Les personnes non abonnées qui désireraient assister à un bal ou passer une soirée au cercle pourront prendre à la porte un billet d'entrée. Ce billet ne sera jamais valable que pour un jour, et ne changera rien au droit de présentation établi à l'article 2.

Prix d'abonnement pour la saison.

Chaque personne.	20 fr.
Une famille de plus de trois personnes . . .	70

Billets d'entrée valables pour un jour seulement.

Pour une personne.	3 fr.
Un monsieur et une dame	5
Une dame et sa demoiselle	3
Une famille.	6

Abonnement de lecture, Librairie, Papeterie, Articles de fantaisie.

MM. Bolliet (Henri), *place Centrale;* Bolliet (Gaspard), *rue de Chambéry.*

Bibliothèque choisie d'Aix.

S'adresser au presbytère.

Articles de fantaisie.

M. Ronzières, *rue des Bains.*

Tir à la carabine et au pistolet.

MM. Massonat, Colomber, *rue de Genève.*

Salon de lecture.

Revues, journaux français, anglais, italiens, au *Casino, pavillon de gauche.*

Banque d'escompte et recouvrement.

MM. Anthonioz et Gillet, représentés par M. Henri Bolliet.

Banque de Savoie.

M. Ginet, *rue du Casino.*

Pianos à louer.

MM. Faendrick et Lajoue, accordeurs.

Leçons de musique.

M. Molinaz, chef de musique de la ville, MM. les artistes du Casino.

Vins étrangers et du pays.

M. Malinjoud, *place Centrale.*

Poste aux lettres.

Courrier de France.

1re arrivée, tous les jours, à 9 h. du matin.
2e — — à 4 h. du soir.
1er départ, — à 6 h. 1/2 du matin.
2e — — à 10 h. 1/2 —

Courrier d'Italie.

Arrivée, tous les jours, à 4 h. du soir,
Départ, — 6 h. 1/2 du soir.

Courrier de Suisse.

Arrivée, tous les jours, à 9 heures du matin.
Départ, — { à 6 h. 1/2 du matin. / à 2 h. 1/2 du soir. }

Le prix des lettres est de 20 centimes pour les États sardes, 40 cent. pour Genève, 50 cent. pour la France, 60 cent. pour la Prusse, la Belgique et l'Angleterre.

Les imprimés coûtent 2 centimes par feuille pour l'intérieur, et 6 centimes pour l'étranger.

Télégraphe électrique.

Ouverture du bureau : de 8 heures du matin à 10 heures

du matin, de midi à 5 heures du soir, de 7 heures du soir à 9 heures du soir.

TARIF D'AIX-LES-BAINS A	D'UN A 10 MOTS.	D'UN A 15 MOTS.	D'UN A 25 MOTS.
Aix-la-Chapelle	....	....	20
Amsterdam	....	....	22,50
Berlin	....	....	22,50
Bordeaux	....	7,50	
Bruxelles	....	9	
Chambéry	1		
Florence	....	20	
Genève	....	3	
Londres	....	....	22,50
Lyon	....	3	
Marseille	....	4,50	
Paris	....	7,50	
Turin	2	2	
Vienne (Autriche)	....	....	20

Moyens de transport.

Messageries Générales et Impériales, correspondant avec des services dans toutes directions. Arrivées et départs plusieurs fois par jour. Poste aux chevaux abondamment fournie.

Chemin de fer V. E., station d'Aix-les-Bains.

DISTANCE en kilomètr.	VILLES.	PRIX DES PLACES. 1re		2e		3e		DURÉE du trajet.	
kilom.		fr.	c.	fr.	c.	fr.	c.	h.	min.
17	Chambéry....	1	70	1	30	»	85	»	35
88	Genève......	12	60	9	05	7	25	7	»
115	Lyon	15	15	10	90	8	60	6	»
141	Mâcon.......	17	95	13	»	10	15	6	20
266	Dijon	32	05	23	60	17	90	9	25
358	Besançon	37	90	27	95	21	10	16	»
465	Marseille.....	54	35	40	30	30	15	18	»
581	Paris........	67	35	50	05	37	30	17 express 23 omnib.	

D'Aix à Turin (2 départs par jour)	20 h.	»
De Turin à Gênes	4	»
— à Milan	8	30
— à Arona (îles Borromées)	4	»
De Milan à Venise	9	50

Bateaux à vapeur.

Départ d'Aix pour Lyon à 7 heures du matin, lundi, mercredi, vendredi.

Départ de Lyon pour Aix à 5 heures du matin, mardi, jeudi, samedi.

(Trajet de Lyon à Aix en un seul jour. — D'Aix à Lyon

en 8 heures.) — Ce même trajet se fait en 12 heures par les Messageries.

Tarif des crocheteurs.

1° La police d'Aix a fixé le prix de transport d'une malle de la gare en ville, à 60 centimes; celui d'une valise à 30 centimes, s'il n'excède pas le poids de 25 kilogrammes; il est de 20 centimes en sus pour chaque kilogramme excédant ce poids.

2° Il est dû aux crocheteurs pour les transports ayant lieu d'une maison à une autre, ou d'un bureau de *diligence* à un appartement dans l'intérieur de la ville, 50 centimes par malle, et 25 centimes par colis n'excédant pas 25 kilogrammes.

Nota. — Les voituriers qui feraient le transport desdits effets ont droit aux mêmes prix que les crocheteurs, et de plus à 30 centimes par chaque voyageur qu'ils mènent dans leur voiture de la gare du chemin de fer à leur logement.

Chevaux, voitures et chars pour la promenade.

Outre les omnibus, on a des voitures partant à volonté aux hôtels Venat et Guilland, et chez MM. Lansard, Garin, Rabut, Fontaine, Carraz, Botti, Salazar, Lanton, Vincent, Angelier, Benoît, Gros (d'Aillon), Simon, Bugnard, etc.

Tarif des courses.

Voitures de louage à un cheval.

La 1re heure. . . . . 3 fr. »
La 2e heure. . . . . 2 »

Voitures à deux chevaux.

La 1re heure. . . . . 4 »
La 2e heure. . . . . 3 »

Chevaux de selle.

Promenade de deux heures. . . . . 4 »
Les deux heures successives, pour chaque. . . 1 »
Les suivantes 0 75

Anes.

Courses au grand port, à Cornin, Choudy, Maison du Diable, Marlioz, Saint-Simon, tour d'Eustache, et toute autre course dans l'intérieur de la commune, pour chacune . . . . 1 fr. »

Courses à la cascade de Grésy, la tour de Grésy, Mouxy, Tresserve, Saint-Innocent, Viviers 1 50

Tout séjour excédant 1/2 heure sera payé à raison de 75 centimes la 1re heure, 50 centimes la 2e, et 25 centimes les suivantes, sans que le prix de la demi-journée puisse dépasser. 3 fr.
et celui de la journée entière 6

Bateaux à trois bateliers.

Du grand port à Haute-Combe ou au Bourget. . .	8 fr.
Du grand port à Châtillon ou à Savières.	12
Du grand port à Bordeau.	4
— à Brison.	4
— à Bonport.	4
De Cornin (petit port) à Haute-Combe.	9
— au Bourget.	6
— à Bordeau.	3
— à Brison.	6
— à Bonport.	2
— à Châtillon ou Savières.	13

Tout séjour excédant une heure sera payé à raison de 2 francs la 1re heure, et de 1 franc les suivantes.

Dans aucun cas, les bateaux ne pourront prendre plus de dix passagers (non compris les bateliers).

Tableau des hauteurs les plus remarquables de la Savoie, et spécialement des environs d'Aix.

Le Mont-Blanc (1re ascension en 1786). . . .	4810 mèt.
Passage du grand Saint-Bernard	2491
— du petit Saint-Bernard.	2192
— du mont Cenis.	2066
Mont Iseran.	2481
Col de Seigne.	2461
Col du Bonhomme.	1253

Col de Balme	1181 mèt.
Chamonix.	1044
La Tournette.	1100
Le Môle.	948
Mont Salèves	612
Lac d'Annecy.	442
Lac de Genève	378
Lac du Bourget	226
Aix (sol de l'église).	255
Chambéry.	263
Saint-Innocent	274
Tresserve.	317
Tour de Grésy	340
Mouxy	406
Clarafond.	473
Grotte des Échelles.	617
Pugny	504
Trevignin.	643
Montcel.	601
Saint-Germain.	497
Tour de Cessens.	702
Ontex.	717
Le Châtelard (en Beauges)	762
Les Déserts.	940
Dent de Nivolet	1523
Dent du Chat	1618

Promenades aux environs d'Aix (non compris le retour).

Avenue Marie (théâtre et chalet de Solms, les villas de Pommereux et Bias). . . . . 5 min.

Jardin Mollard (vue générale d'Aix). 10

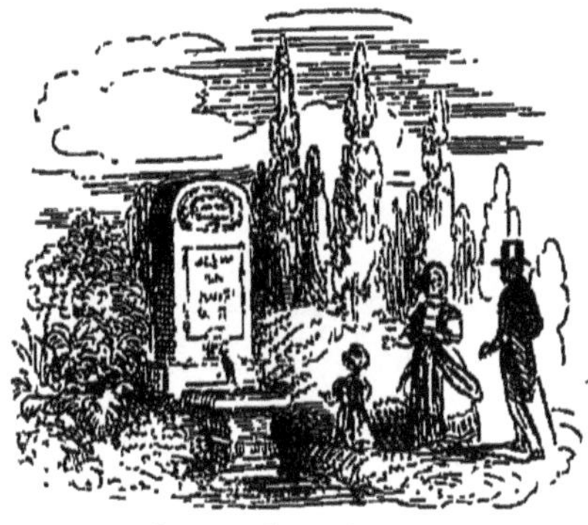

Source ferrugineuse.

Roche du Roi (carrière des Romains) 20

Sources de Saint-Simon 25

Sources de Marlioz. 25

Colline de Tresserve, maison du Diable (Belle-vue). 30

(Campagnes de Savoiroux, de Mégève, Poulain, Leroy, Vivian.)

Port de Puer 40

(Principal lieu d'embarcation pour les promenades sur le lac (1).)

(1) La proximité du lac du Bourget, qui est très poissonneux, est pour Aix un vrai trésor. Les meilleures qualités de poissons sont le *lavaret* (*Coregonus lavaretus*), l'*ombre-chevalier* (*Salmo umbla*), la *truite* (*Salmo alpinus*), la *lotte* (*Gadus lota*), la *perche* (*Perca fluviatilis*). (On y compte 23 espèces de poissons.)

Cascade de Grésy. . . . . 45 min.

(C'est là que périt madame de Broc, sœur de la maréchale Ney, sous les yeux de la reine Hortense, le 10 juin 1813.)

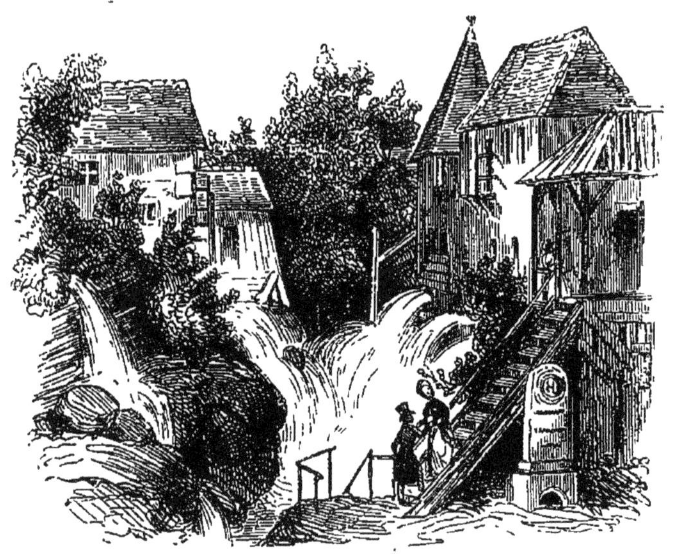

Cascade de Grésy.

Saint-Innocent. 45

(Fabrique de tissus de soies de lapin, très utiles pour combattre le rhumatisme. – Le panorama des montagnes du Grésivaudan, couvertes de neige, du mont du Chat et du lac du Bourget, vu de *Saint-Innocent* (campagne Despine), rappelle le panorama si vanté des glaces de l'*Oberland bernois*, du lac de Thoune et du Stockhorn en Suisse.)

Château de Bonport 50

Route du Sierroz (très pittoresque) 55

Château de Bordeau.. . . . . 1 h.

Course au mont du Chat (1). 2

Haute-Combe, dévasté en 1793, restauré en 1824. 2

(Le Saint-Denis, la solennelle et poétique sépulture des ducs de Savoie. — Voir, à un quart d'heure de là, la fontaine intermittente.)

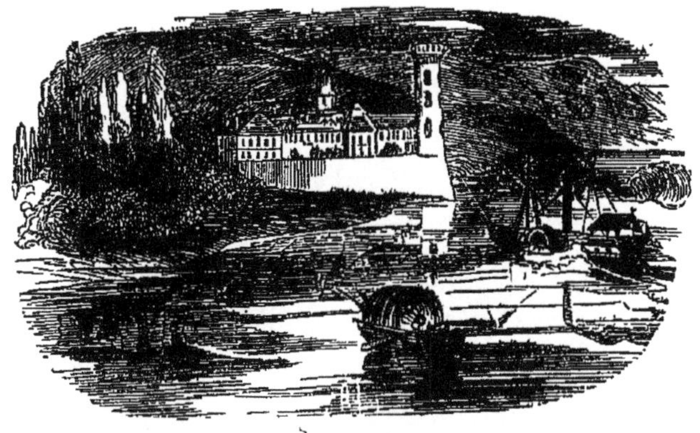

Haute-Combe.

Saint-Germain (voie romaine) 2

Château de Châtillon. 3

Chambéry (les Charmettes, le château de la Motte, le Bout-du-Monde). 3

Château de la Serraz. 3

Annecy 4

(Musée, filatures, château et environs remarquables.)

(1) La tradition prétend qu'Annibal y opéra son passage dans le pays des Allobroges, marchant sur Rome, l'an 229 avant Jésus-Christ.

Grotte de Bange . . . . 4 h.

(Longueur de la grotte, 900 pieds. Lac intermittent dans la grotte.)

Route de la vallée de Fier (voie romaine), très pittoresque 4

(Aller par Rumilly et retour par Seyssel.)

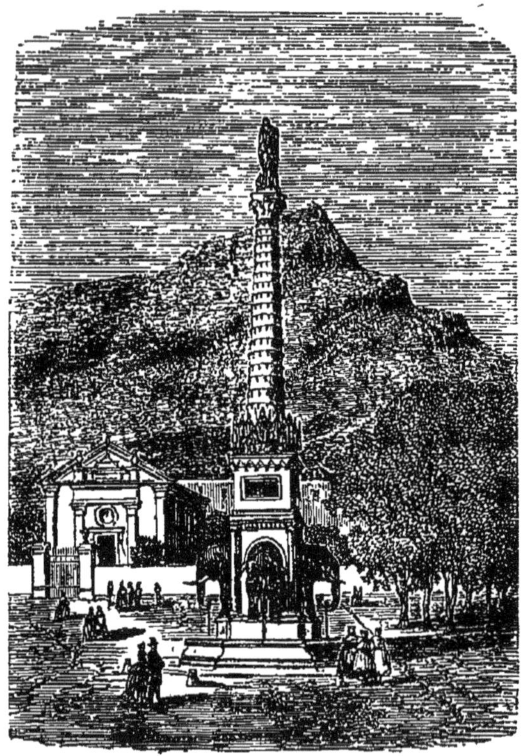

Fontaine de Chambéry, érigée à la mémoire du général de Boigne.

Excursions de trois ou quatre jours.

1° *Chamonix*, par Annecy, Bonneville, Saint-Gervais,

et retour par Martigny et le Chablais, ou par Mégève, Flumet, Albertville.

2° *Genève*, par Annecy et le pont de la Caille (hauteur du pont, 560 pieds ; longueur, 590 ; inauguré le 10 juin 1839) ; le tour du lac Léman, le pays de Vaud, et retour par Rumilly.

3° *La grande Chartreuse*, par Chambéry, la Grotte, les Échelles, et retour par Grenoble et la vallée de Grésivaudan.

4° *Belley*, par le Bourget, le mont du Chat, Yenne, le pont de la Balme, et retour par Seyssel et la Chautagne.

5° *Tarentaise*, par la vallée de Savoie, Albertville, Moutiers, les vallées de Beaufort et de Roselins, les établissements royaux des Mines et Salines, les bains de Brides ; retour par Faverges et Annecy.

6° *La vallée des Bauges*, par Saint-Pierre, le col du Frêne, le Châtelard, et retour par le pont du Diable et la grotte de Bange.

7° *Lyon*, par le mont du Chat, la voie ferrée ou le lac, le Rhône, et retour par Bourg, Nantua et Seyssel, ou par le Pont-Beauvoisin et la grotte des Échelles.

7° *Turin*, par la Maurienne, le mont Cenis, et retour par la vallée d'Aoste et le petit ou le grand Saint-Bernard.

Nota. — La lyre et le burin ont célébré les plus chétifs hameaux de la Suisse, tandis que la Savoie, sa noble sœur, a été laissée dans l'oubli ; la Savoie cependant offre un vaste champ aux investigations du savant, de l'homme du monde et de l'artiste. Il est peu de contrées qui présentent autant d'intérêt dans un espace aussi limité : plantes rares, minéraux précieux, torrents, lacs, sombres forêts, fertiles vallées, glaciers, sites pittoresques, panoramas variés, monuments romains, ruines du moyen âge, tout, dans ce pays, est digne d'attirer, et par ses beautés naturelles et par ses souvenirs, l'attention du baigneur et du touriste.

Une loi adoptée par le parlement, le 7 juin 1836, assure la vie d'Aix et de l'établissement royal des bains. Je ne saurais terminer cette notice sans en citer un extrait :

I. La dépense pour la restauration et l'ampliation de l'établissement thermal en voie d'exécution sera basée sur celle établie lors de sa fondation. Celle-ci aura lieu moyennant un capital de 900 000 fr., qui sera fourni un tiers par l'*État*, et les deux tiers par la province de *Savoie propre*, sur lesquels sont compris 100 000 fr. offerts par la ville de Chambéry et 60 000 par celle d'Aix.

II. Les travaux seront exécutés en conformité des plans de MM. François, ingénieur (inspecteur des eaux minérales de France), et Pellegrini, du 15 septembre 1854, et devront être terminés pour la saison thermale de 1859.

III. Les produits de l'établissement seront destinés :

1° Au payement de l'intérêt de 5 pour 100 sur le capital versé par l'*Association ;*

2° Au prélèvement de 1 pour 100 pour l'extinction du capital de la dette.

IV. La dette une fois amortie, les revenus de l'établissement seront employés, un tiers à des améliorations dans l'établissement lui-même, les deux autres tiers à des œuvres de bienfaisance, spécialement à l'agrandissement de l'hôpital d'Aix, où seront admis gratuitement les militaires et les indigents du royaume.

Ainsi que nous l'avons dit plus haut, l'administration est confiée à un commissaire nommé par le roi, qui soumet la comptabilité de l'établissement à un conseil d'administration, dont le siége est à Chambéry, sous la présidence de M. l'inten dant général.

CURIOSITÉS.

La galerie dont nous donnons ici le dessin est facile à

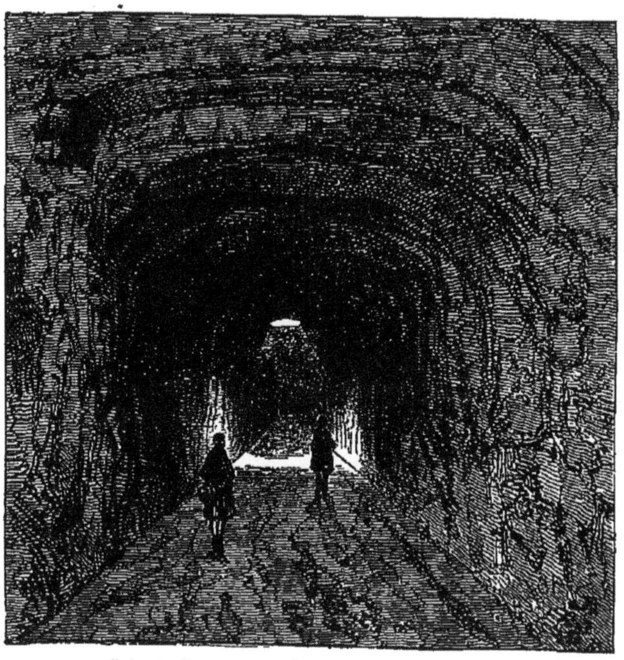

Galerie de captage de la source Saint-Paul.

visiter; elle forme la principale entrée des curieuses cavernes de Saint-Paul (1), où l'on ne pénétrait autrefois qu'à grand'peine, par la grotte des Serpents et le puits d'Enfer. Elle a 1 mètre 40 centimètres de large sur 1 mètre 80 centimètres de hauteur, et 90 mètres de longueur. A 80 mètres de l'entrée, se trouve la fente large et profonde du rocher qui donne issue à la source. Une voûte épaisse couvre ce gouffre et s'oppose à la déperdition du calorique et des principes médicamenteux.

Ce remarquable ouvrage, commencé en avril 1855, sous l'habile direction de M. François, a duré un an. Il a eu pour résultat : 1° de maintenir à la source une température d'une composition chimique plus constante, en s'opposant aux infiltrations d'eau pluviale ; 2° d'augmenter considérablement le volume de la source et sa dose de principes sulfureux, qui, au point d'émergence, se trouve être de 4 degrés sulfhydrométriques.

Ces cavernes forment aujourd'hui deux étages distincts. Les supérieures, corrodées et revêtues de sulfuraire membraniforme, offrent une conformation exceptionnelle, due au métamorphisme de la roche calcaire par les vapeurs thermales imprégnées d'acide sulfurique. Aussi présentent-elles partout des formes fantastiques et bizarres : ici on croirait voir des crânes d'éléphants dénudés, des ossements monstrueux de mastodontes, de ptérodactyles et

(1) Ces grottes sont visibles de 8 heures du matin à 6 heures du soir, moyennant une carte du prix de 50 centimes prise au bureau de l'Établissement thermal.

autres animaux antédiluviens; là un lac dont les ondes semblent pétrifiées, et sur les aspérités desquelles on peut, non sans quelque difficulté, se tenir debout. Plus loin, ce sont de gracieuses coupoles ornées de pendentifs et de découpures de pierre d'une admirable légèreté. Dans la direction du sud, on distingue encore l'éminence rocheuse appelée *îlot Favrin*, du nom d'un célèbre doucheur attaché à nos thermes (1).

Une rampe de quarante-neuf marches conduit hors de ces cavernes par la rue du Puits-d'Enfer, située à 10 mètres au-dessus de la rue de Mouxy, celle où l'on y avait pénétré.

Antiquités romaines.

Bain romain. — Ce bain, qui était alimenté par les sources provenant des cavernes de *Saint-Paul*, fait partie des thermes antiques existants sous la pension Chabert. Sa forme est octogone; tout autour sont des *scalaria*, ou gradins revêtus de marbre blanc; il est supporté par une centaine de piliers quadrangulaires. Plusieurs des briques de cette construction portent en relief les noms des fabricants : *Clarianus*, *Cæsarcensem*, *Viriorum*, *Claria Numada*, dont on retrouve aussi les produits à Vienne (capitale de l'ancienne Allobrogie) et à Lyon. Autour des piliers, règne un corridor où circulaient les eaux, et dont le plafond est percé

(1) Voir la description et le dessin que j'ai donnés de ces souterrains dans le *Bulletin des eaux* pour l'année 1837.

d'une multitude de petites cheminées rectangulaires communiquant entre elles. Celles-ci permettaient aux vapeurs

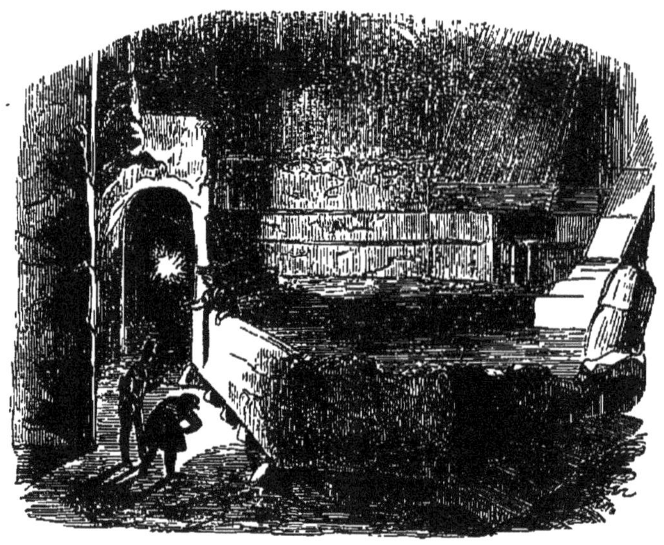

Bain romain.

de s'élever dans la pièce supérieure, qui pouvait servir à volonté de vaporarium ou de bain d'immersion.

On peut voir aussi chez M. Chabert, outre plusieurs autres précieux fragments, un cadran ou *gnomon* trouvé dans ces thermes, et creusé en cône dans un bloc de travertin dont voici les proportions :

Largeur de la face..........	54	centimètres.
Hauteur....................	52	—
Saillie de l'arrière à l'avant, prise à la base...	44	—

Ce cadran, divisé, selon l'usage des Romains, en douze

parties égales par les lignes horaires, servait pour toutes les saisons, de manière cependant que l'intervalle qui

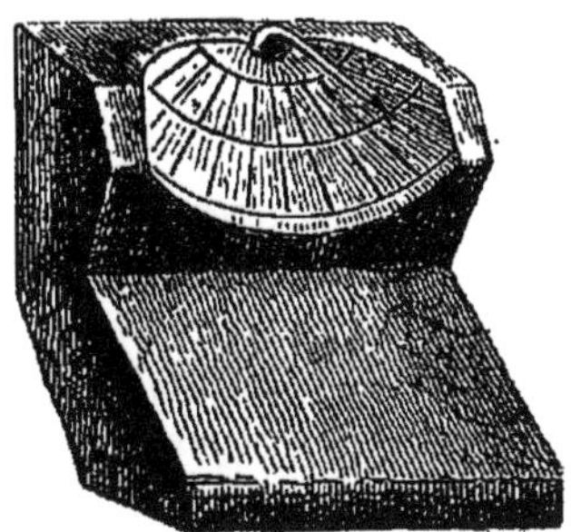

Montre solaire antique.

marquait les heures en hiver était plus court que pour celles de l'été. L'ombre du style traçait cette différence par le plus ou moins de longueur de sa projection.

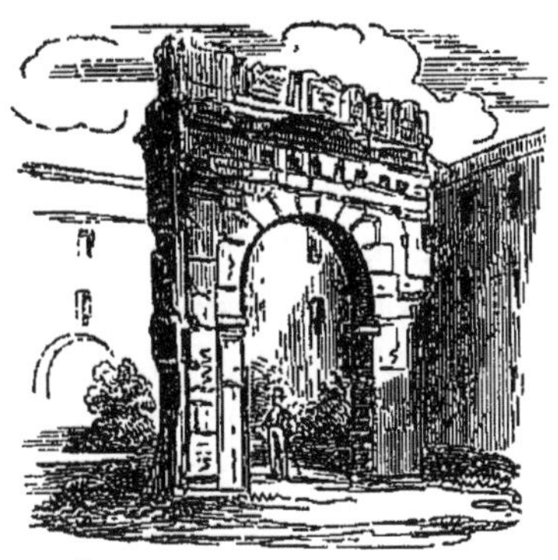

Arc de Campanus.

Situé sur la place qui porte ce nom, à égale distance des deux sources, ce monument, d'ordre toscan et ionique, formait l'entrée principale des thermes. Sa hauteur est de 9^{m},16, sa largeur de 6^{m},71 ; ouverture de l'arc, 3^{m},02. Ses inscriptions forment autant de dédicaces en l'honneur de la famille Pompeia ; les voici avec la traduction :

Sur l'attique :

POMPEIO CAMPANO AVO A PATRE.
A Pompeius Campanus, grand-père du côté paternel.
CAIAE SECVNDIN. AVIAE A PATRE.
A Caia Secundina, grand'mère du côté paternel.
POMPEIAE MAXIMAE SORORI.
A Pompeia Maxima, sa sœur.
POMPEIO CAMPANO FRATRI.
A Pompeius Campanus, son frère.

Sur l'architrave :

D. VALERIO GRATO.
A Decius Valerius Gratus.
CAIO AGRICOLAE.
A Caius Agricola.
POMPEIAE L. SECVNDIN. AMITAE.
A Pompeia Lucia Secundina, la tante.
C. POMPEIO JVSTO PATRI ET PARENTIBUS.
A Pompeius Justus, le père, et à ses parents.
VOLVNTILIAE C. SENTIAE AVAE AMATAE.
A Voluntilia Caia Sentia, aïeule chérie.
C. SENTIO JVSTO AVO AMATO.
A Caius Sentius Justus, aïeul chéri.
T. CANNVTIO ATTICO PERPESSO.
A Titius Cannutius Atticus Perpessus.

L. POMPEIO CAMPANO CAMPANI ET SENTIAE FIL.
A Lucius Pompeius Campanus, fils de Campanus et de Sentia.

Sous l'architrave :

L. POMPEIVS CAMPANVS VIVVS FECIT.
Lucius Pompeius Campanus, de son vivant; fit ériger ce monument.

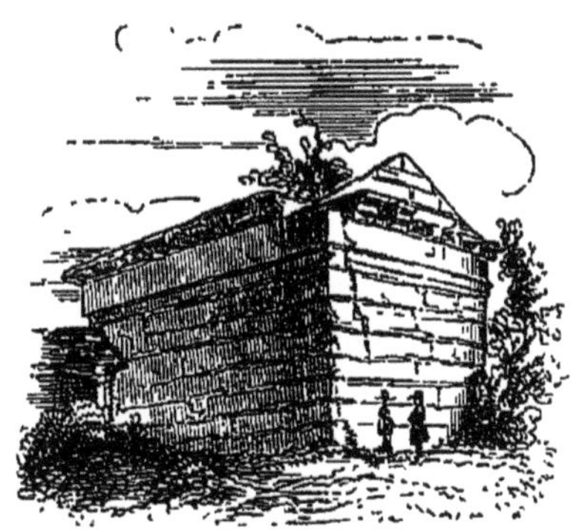

Temple de Diane.

Ce temple, aujourd'hui visible dans le jardin du presbytère, est composé de gros quartiers de pierre superposés sans ciment, provenant de la carrière dite des Romains, située à quelques minutes et au midi de la ville.

Largeur extérieure du temple......	13m,40
Largeur intérieure, mesurée entre les deux architraves visibles des murs du pronaos..................	10m,30
Longueur de la cella.............	10m,70
Longueur de la partie restante des murs du vestibule.............	3m,21

Sur les filets de l'architrave, on remarque une saillie

semblable à celle que présente le théâtre de Marcellus à Rome.

Nota. — Une inscription intéressante trouvée au *vivier* (*vivaria Romanorum*), près d'Aix, a été placée par les soins de M. le comte de POMMEREUX dans l'avenue *Marie.* Elle paraît se rapporter à un illustre Allobroge devenu successivement édile, préteur, et enfin légat de la province d'Asie.

APPENDICE.

Nomenclature des pièces pathologiques faisant partie des collections de M. Despine, relatives à des maladies qui se sont amendées ou guéries dans l'établissement thermal d'Aix.

1° *Rétraction des doigts par cause rhumatismale.*

2° *Rétraction des doigts par suite de lésion traumatique de l'aponévrose palmaire.*

3° *Rétraction congénitale des doigts*, avec arrêt de développement, chez une fille de dix ans, considérablement amendée par l'usage des eaux et des appareils mécaniques mis en usage à Aix.

4° *Carie du cinquième os métacarpien*, guérie en quelques semaines par les eaux prises en douches et en boisson.

5° *Olécrarthrocace*, avec carie de l'olécrâne et huit orifices fistuleux, ce qui rendait probable l'amputation. — Envoyée à Aix, en 1834, par le docteur Castellaz, de Neuchâtel.

6° Le même cas, représenté guéri après six mois de séjour à Aix.

7° *Fracture de la tête du cubitus.* — La fistule qui existait à l'arrivée du malade s'est fermée, et au bout de trente-cinq jours, le malade, papetier à Bordeaux, a pu reprendre ses occupations.

8° *Tumeur blanche énorme du genou*, sensiblement amendée sous l'influence des bains de vapeur Berthollet.

9° *Tumeur blanche de l'articulation carpienne.*

10° Le même cas, représenté guéri après trois saisons thermales.

11° *Tumeur lymphatique* de la malléole externe guérie en trente-six jours.

12° *Tumeur scrofuleuse* de l'os maxillaire droit, qui s'est très amendée.

13° *Ulcère gangréneux* de la jambe, suivi de guérison.

14° *Tumeur sarcomateuse* de l'articulation huméro-cubitale, accompagnée de l'œdème du membre et de trois fistules.

15° Le même cas en voie de guérison.

16° *Eczéma* compliqué de pustules impétigineuses chez un garçon de douze ans.

17° Le même, guéri après trois mois de traitement.

18° *Lichen agrius* dégénéré et couvrant l'abdomen.

19° Le même cas, guéri au moyen des étuves et des bains prolongés pendant plusieurs heures.

20° *Bouton d'Alep* dégénéré et passé à l'état chronique.

21° Le même cas, guéri par les douches, les bains et la boisson des eaux thermales.

22° *Psoriasis* chez une femme de quarante-deux ans, dont l'état s'est amendé par suite du traitement qu'elle a suivi à Aix.

23° *Ichthyose congénitale* chez une fille de dix ans.

24° Le même cas, grandement amendé par l'usage des eaux.

25° *Eléphantiasis* énorme de la jambe droite, lequel s'est bien trouvé de l'usage des douches d'Aix, alternativement chaudes et froides.

26° *Syphilide tuberculeuse de la face.*

27° Le même cas, après la guérison.

28° *Périostose syphilitique de l'avant-bras*, guérie en deux mois, après avoir résisté aux autres traitements.

29° *Exostose de l'os frontal* et *syphilide du cuir chevelu.*

30° Le même, représenté guéri en deux mois. (Ce malade a été revu par nous au bout de quinze ans ; la guérison ne s'était point démentie.)

31° *Lésion traumatique*, suite de chute, qui a nécessité

de la part du docteur Bouchet (de Lyon), l'extraction complète de l'os *astragale*.

32° Guérison sans ankylose, à Aix, où le malade a posé ses béquilles, après deux mois de traitement.

33° *Ulcère variqueux* de la jambe, chez un homme de trente ans, guéri à Aix, au moyen des douches et de la compression.

34° *Erythema rubrum* passé à l'état chronique, et guéri par les bains de vapeur du vaporarium et des douches de la division d'Enfer.

Plusieurs de ces pièces, présentées à l'Académie impériale de médecine de Paris, se trouvent mentionnées honorablement dans le Bulletin de cette Académie (séance du 7 avril 1838).

Nota. — Nous ne saurions trop recommander à MM. les étrangers qui se proposent de faire des excursions dans les environs d'Aix et les Alpes, l'excellent *Itinéraire de la Savoie et du Dauphiné,* ainsi que l'*Itinéraire de la Suisse*, par M. Adolphe Joanne. Paris, 1859, librairie Hachette.

PLAINTES ET RÉCLAMATIONS.

1° Pour toutes celles concernant les logeurs, les aubergistes, voituriers, bateliers, portefaix, etc., s'adresser au commissaire de police délégué, au syndic de la ville ou au juge du mandement.

2° Pour celles concernant le Casino, au commissaire ou au président de l'administration du Casino.

3° Pour ce qui a trait aux employés et à la police de l'établissement thermal, s'adresser au *Commissaire royal*, qui a son domicile et ses bureaux dans cet établissement. Il existe d'ailleurs, au bureau du contrôle, à l'entrée de l'édifice, un registre où, aux termes du règlement, il est facultatif à chacun d'inscrire ses observations.

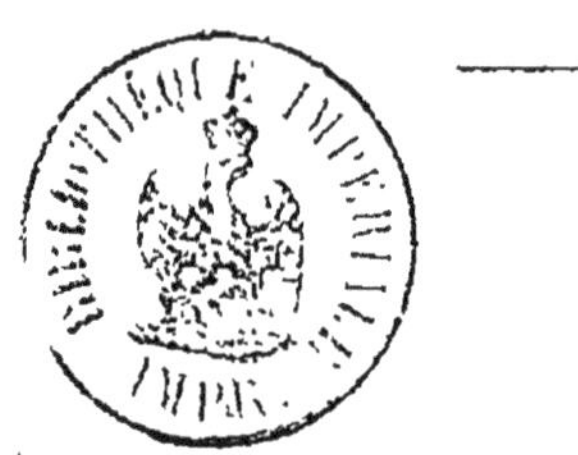

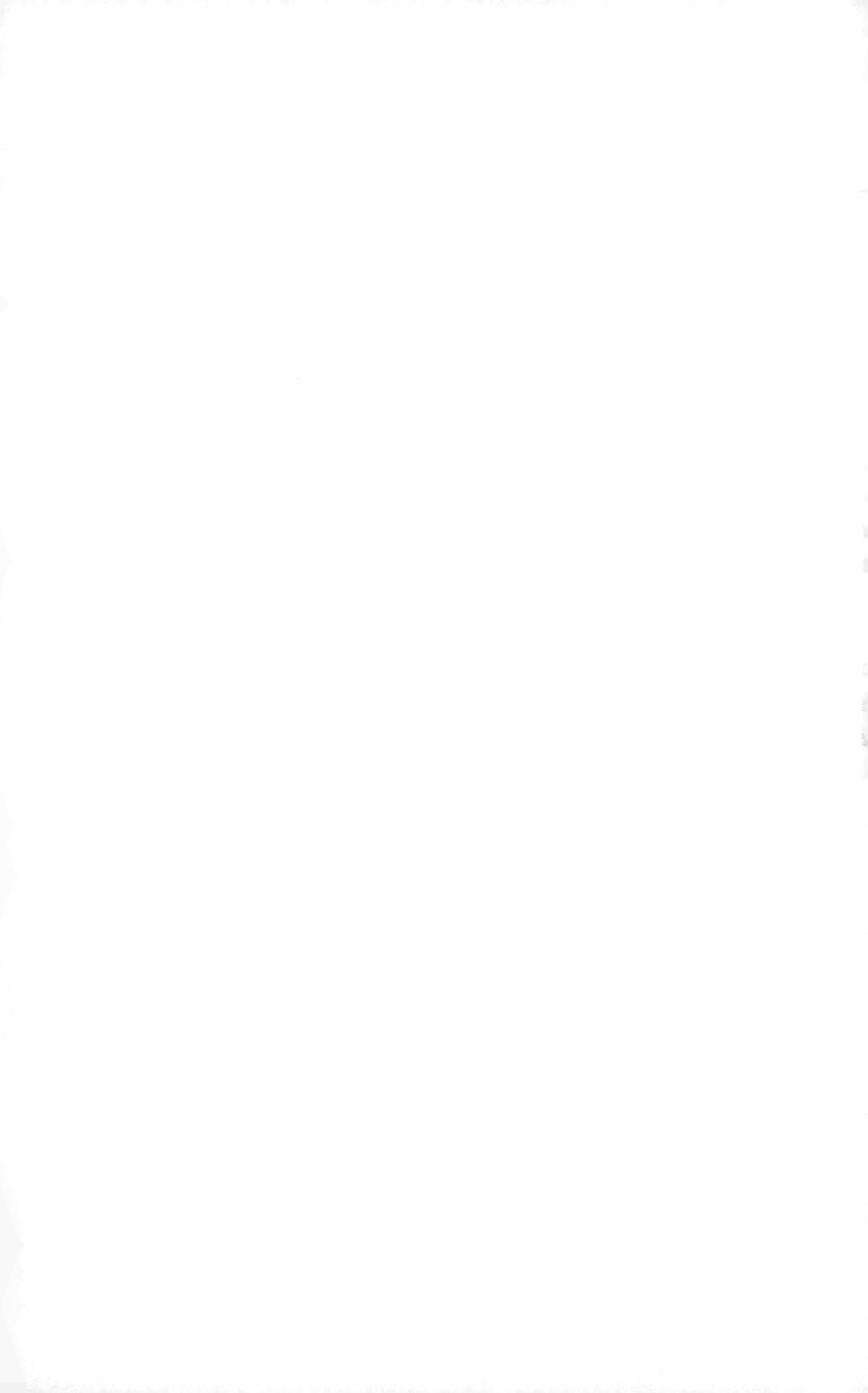

TABLE DES MATIÈRES.

PARTIE MÉDICALE.

PARTIE TOPOGRAPHIQUE.

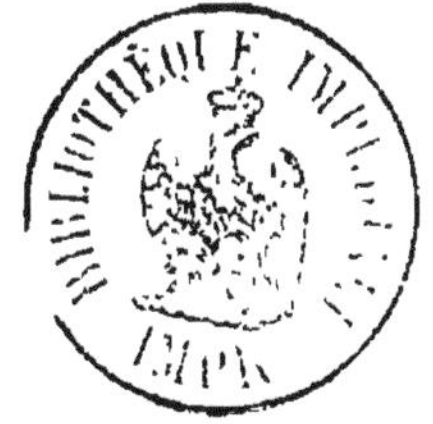

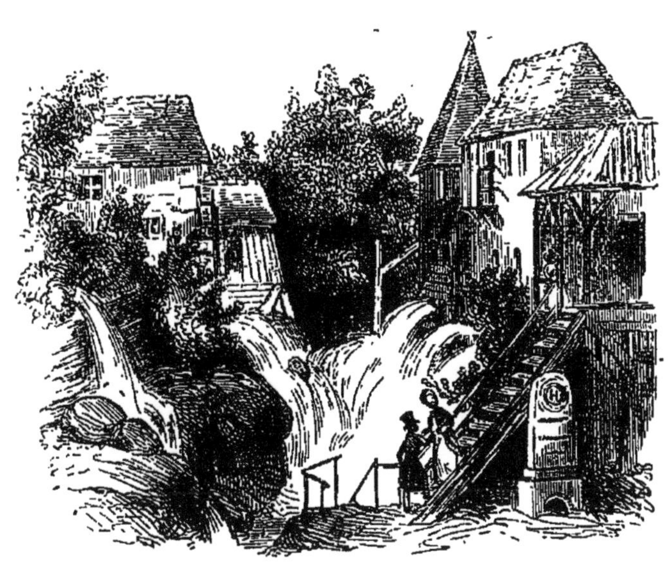

Environs d'Aix. — Cascade de Grésy.

Inscription gravée sur le monument funèbre érigé à la mémoire de madame de Broc par la reine Hortense.

MADAME LA BARONNE DE BROC,
AGÉE DE VINGT-CINQ ANS, A PÉRI SOUS LES YEUX DE SON AMIE,
LE 10 JUIN 1813.
Ô VOUS QUI VISITEZ CES LIEUX,
N'AVANCEZ QU'AVEC PRÉCAUTION SUR CES ABIMES :
SONGEZ A CEUX QUI VOUS AIMENT.

Paris. — Imprimerie de L. MARTINET, rue Mignon, 2.

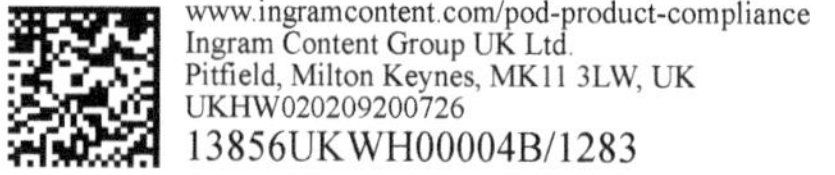
www.ingramcontent.com/pod-product-compliance
Ingram Content Group UK Ltd.
Pitfield, Milton Keynes, MK11 3LW, UK
UKHW020209200726
13856UKWH00004B/1283